Gilberto Bastidas
Marianela Peña
Daniel Bastidas

Malaria

Gilberto Bastidas
Marianela Peña
Daniel Bastidas

Malaria

Compleja enfermedad parasitaria tropical y subtropical

Editorial Académica Española

Imprint

Any brand names and product names mentioned in this book are subject to trademark, brand or patent protection and are trademarks or registered trademarks of their respective holders. The use of brand names, product names, common names, trade names, product descriptions etc. even without a particular marking in this work is in no way to be construed to mean that such names may be regarded as unrestricted in respect of trademark and brand protection legislation and could thus be used by anyone.

Cover image: www.ingimage.com

Publisher:
Editorial Académica Española
is a trademark of
Dodo Books Indian Ocean Ltd. and OmniScriptum S.R.L publishing group

120 High Road, East Finchley, London, N2 9ED, United Kingdom
Str. Armeneasca 28/1, office 1, Chisinau MD-2012, Republic of Moldova, Europe
Printed at: see last page
ISBN: 978-613-9-41069-9

Los autores

Gilberto Bastidas: Médico Cirujano, con Diplomados en: Atención de Emergencias Prehospitalarias, en Dirección ejecutiva para la Alta Gerencia en Salud, y en Salud y Seguridad Laboral. Con Curso de Gerencia en Salud equivalente al Curso Medio de Salud Pública; Magister Scientise en Gerencia de la Educación e igualmente en Protozoología. Con Maestría Internacional en Salud Publica y Gestión de Hospitales. Doctor en Parasitología. En el ámbito investigativo es autor de varios artículos publicados en revistas nacionales e internacionales, ha fungido de arbitro de articulo científicos, forma parte del Comité Editorial de varias revistas nacionales e internacionales, escritor de libros de texto y conferencista.

Marienela Peña: es Licenciada en Bioanálisis, con Especialidad en Gestión en Salud Pública, Docente Agregado a Dedicación Exclusiva del Departamento de Salud Pública de la Facultad de Ciencias de la Salud, Universidad de Carabobo, Venezuela. Además, es investigadora y conferencista.

Daniel Bastidas: Médico Cirujano, Profesor del Departamento de Salud Pública de la Facultad de Ciencias de la Salud de la Universidad de Carabobo, Venezuela. Autor de varios artículos publicados en revistas nacionales e internacionales y escritor de libros de texto.

Índice

Prólogo

La malaria es una enfermedad que ocasiona alta morbilidad y mortalidad en el mundo causada por protozoos del género *Plasmodium* spp., un grande y diverso grupo taxonómico que incluye parásitos que afectan aves, reptiles, roedores, monos, simios y humanos. Es una patología que tiene un complejo ciclo de vida en el mosquito transmisor y en el hospedador vertebrado. Además, en las regiones tropicales y subtropicales, zonas de mayor prevalencia de la noxa, se reportan millones de personas infectadas cada año, principalmente en África, América del Sur y Central, India, Sudeste de Asia y Oceanía.

Es variada y amplia la gama de manifestaciones clínicas que genera la inoculación de esporozoitos (forma infectante para el vertebrado) por la hembra de *Anopheles* spp. infectada cuando se alimenta nuevamente de un ser vivo, en este sentido la malaria puede presentarse con síntomas constitucionales similares a las del catarro común y en muchos casos progresar a malaria grave manifestada por coma, edema pulmonar, insuficiencia renal aguda, anemia, acidosis, hipoglicemia y sangrado, que puede comprometer la vida del paciente, e incluso ocasionarle la muerte.

Ahora bien, en zonas endémicas puede presentarse infección por especies del género *Plasmodium* spp. que cursan sin sintomatología alguna, o desarrollan episodios recurrentes de parasitemia sintomática, morbilidad materna, coninfección con enfermedad bacteriana invasiva y deterioro cognitivo. Se ha descrito también, la resurgencia de la enfermedad y la aparición de resistencia a medicamentos antimaláricos. De allí la necesidad de presentar el siguiente escrito que pretende la descripción actualizada y resumida, sin que se sacrifiquen los aspectos relevantes, de la malaria, un flagelo de la salud humana, para contribuir con la formación del personal sanitario y brindar una herramienta informativa para el diseño o rediseño de los programas sanitarios de control.

Gilberto Bastidas

1. La enfermedad.

El vocablo malaria deriva del italiano "mal" "aria", que significa "mal aire", proveniente de la asociación de esta enfermedad con zonas pantanosas. Se trata de una patología prevenible y curable, descrita principalmente en los países tropicales, conocida también como paludismo, es una enfermedad febril aguda debida a protozoos del género *Plasmodium* spp. (cinco especies de estos parásitos pueden provocar malaria en el ser humano), que es trasmitida por mosquitos del género *Anopheles* spp. (son más de 400 especies de mosquitos de este género, pero solo 40 de ellas son transmisoras de Plasmodium spp., especialmente P. falciparum y P. vivax), y a pesar de ser curable, sin diagnóstico rápido y tratamiento oportuno, esta puede ser mortal. El riesgo de infección varía en función de múltiples factores entre los que destacan: la estación lluviosa y la especie de mosquito circulante en la zona (1, 2).

2. Algo de historia sobre la malaria

Se muestra a continuación los aspectos históricos más relevantes sobre este temible flagelo de gran importancia en salud pública (2):

a. El Dr. Charles Louis Alphonse Laveran, un cirujano del ejército francés, descubrió estos parásitos en la sangre de un paciente con la enfermedad, este hallazgo se produjo a finales del siglo XIX.

b. En Hyderabad (India) el Dr. Ronald Ross (médico de nacionalidad británica) descubrió que la malaria era transmitida por mosquitos.

c. Posteriormente el Profesor Giovanni Battista Grassi (italiano) demostró que solo el mosquito del género *Anopheles* spp. era capaz de transmitir la malaria.

3. El parásito

Corresponde al mosquito *Anopheles* spp. hembra la transmisión por picadura de la malaria, al respecto se han descrito 400 especies de este mosquito, de estas unas 60 pueden transmitir en condiciones naturales la malaria y específicamente 30 son de importancia sanitaria por su papel en la propagación de la enfermedad. Los parásitos responsables de producir la malaria son protozoos unicelulares eucariotas del género *Plasmodium,* más de 100 especies, capaces de infectar numerosas especies de animales (reptiles, aves y mamíferos), sin embargo, únicamente cuatro especies de este género son capaces de infectar al ser humano (2-4):

a. *Plasmodium falciparum.*

b. *Plasmodium vivax.*

c. *Plasmodium ovale.*

d. *Plasmodium malariae.*

Con claras diferencias entre las especies en cuanto a morfología, inmunología, manifestaciones clínicas, distribución geográfica, patrones de recaída y respuesta a los fármacos, en este sentido se mencionan algunas de las diferencias entre estas:

a. La malaria grave y potencialmente mortal la ocasiona *P. falciparum*.

b. El parásito menos común en la génesis de malaria es *P. ovale*, pues está restringido a África occidental.

c. En todo el mundo se encuentra *P. malariae*, pero con baja frecuencia.

d. La malaria más extendida es la producida por *P. vivax*, pero las infecciones con esta especia rara vez resultan fatales.

e. La anemia (por perdida severa de eritrocitos) es común para *P. falciparum* y *P. vivax*, pero es severa en el primero y leve en el segundo.

f. En *P. falciparum* los eritrocitos infectados pueden obstruir los pequeños vasos sanguíneos. Pueden producir malaria cerebral, una complicación que a menudo termina con la muerte del paciente.

g. Las etapas inactivas en el hígado conocidas como hipnozoitos definen a *P. ovale* y *P. vivax* que pueden permanecer allí de semanas a años antes de la aparición de una nueva ronda de esquizogonia preeritrocítica, que producen la recidiva de la infección por malaria.

h. Por varias décadas puede persistir la infección por *P. malariae* en pacientes asintomáticos.

4. Ciclo de vida. Características

Es un ciclo extremadamente complejo marcado por la expresión de proteínas especializadas para sobrevivir en hospedador y transmisor, y en los medios intra y extracelular, para la invasión celular y para la evasión de la respuesta inmunitaria del hospedador. Una vez inoculados en el hospedador humano *P. falciparum* y *P. malariae* desencadenan esquizogonia inmediata, mientras que *P. ovale* y *P. vivax* puede generar esquizogonia inmediata o retardada (etapa de hipnozoíto). Son dos las etapas del ciclo de vida de estos protozoos en el hospedador humano:

a. <u>Esquizogonia tisular (preeritrocítica):</u> sigue así (5-8):

- El mosquito *Anopheles* spp. hembra inyecta de su glándula salival esporozoitos infectantes junto con su saliva (que contiene anticoagulantes para su comida de sangre fluya uniformemente) al hospedador humano susceptible.

- Ya en el torrente sanguíneo humano los esporozoítos llegan al hígado y penetran sus células (los hepatocitos) allí permanecen entre 9 a 16 días y sufren replicación sexual (esquizogonia exoeritrocitica).

- Los merosomas aseguran la protección de los parásitos del sistema inmunitario del hospedador y la liberación de los merozoitos directamente al torrente sanguíneo.

- De cada esporozoito hepático se originan decenas de miles de merozoitos, luego de que es liberado cada merozoito es capaz de invadir un eritrocito.

- Esta fase se completa en tiempos distintos dependiendo de la especie de *Plasmodium* spp. involucrado para: *P. falciparum* (8-25 días), *P. vivax* (8-27 días), *P. ovale* (9-17 días) y *P. malariae* (15-30 días). Este intervalo es conocido como periodo prepatente.

<table>
<tr><td>

Eventos de importancia de esta etapa:

- Se creía que los esporozoítos se alejaban rápidamente del lugar de la inoculación, pero parece que esto no es así al menos para el caso de *P. yoelii*, ya que, la mayoría de sus esporozoitos permanecen en el lugar de la inoculación durante horas, con liberación lenta a la circulación.

- No está lo suficientemente aclararado el mecanismo de invasión de los hepatocitos.

- Los receptores de los esporozoítos responsables de la adhesión e invasión de los hapatocitos son: la proteína circumesporozoitica y la

</td></tr>
</table>

trombospondina que se unen a los proteoglicanos de heparan sulfato en los hepatocitos.

- Los parásitos en la etapa hepática manipulan esta célula para garantizar la entrega segura de merozoitos en el torrente sanguíneo, evento evidenciado con *P. berghei*.

b. <u>Esquizogonia eritrocítica</u>: se caracteriza por (2, 9-15):

- En esta fase los merozoitos invaden los eritrocitos mediante un proceso complejo que se resume así:

- Reconocimiento inicial y unión reversible de los merozoitos a la membrana de los eritrocitos.

- Reorientación y formación de la unión irreversible entre el extremo apical del merozoito y membrana de los eritrocitos con la liberación de sustancias de los organelos roptrias y micronemas dando lugar a la vacuola parasitófora.

- Movimiento de la unión e invaginación de la membrana del eritrocito alrededor del merozoito que se acompaña de la eliminación de la superficie del merozoito.

- Resellado de la vacuola parasitófora y membrana del eritrocito después de completarse la invasión del merozoito.

- Dentro del eritrocito se produce la división asexual del parásito y su desarrollo en diferentes etapas. El trofozoito temprano es conocido como forma en anillo por sus características morfológicas.

- El agrandamiento del trofozoito requiere de:

> - Metabolismo altamente activo que incluye la glicólisis de grandes cantidades de glucosa importada, la ingestión del citoplasma del eritrocito del hospedador y la proteólisis de la hemoglobina en aminoácidos constituyentes.
>
> - Los parásitos maláricos no pueden degradar el subproducto hemo (potencialmente toxico para el parásito), por tanto, durante la degradación de la hemoglobina, la mayor parte del hemo liberado es polimerizado en hemozoina (pigmento de la malaria), una sustancia cristalina que se almacena dentro de las vacuolas alimentarias.

- Múltiples rondas de división nuclear sin citocinesis marcan el final de esta etapa trófica.

- Alrededor de 20 merozoitos contiene cada esquizonte maduro (los esquizontes maduros tienen una apariencia segmentada por divisiones mitóticas que producen muchos merozoitos hijos), que son liberados después de la lisis de los eritrocitos, entonces invaden más células no infectadas. Esta etapa coincide con aumento de la temperatura corporal durante la progresión de la enfermedad.

- El ciclo intraeritrocítico tarda 48 horas en *P. falciparum*, *P. ovale* y *P. vivax* y 72 horas en *P. malariae*. Existe sincronismo, pues los merozoitos son liberados a la misma hora del día.

- El factor de necrosis tumoral y otras citoquinas que son estimuladas por el contenido de los eritrocitos lisados son responsables de las manifestaciones clínicas características de la enfermedad.

- En la invasión del parásito al eritrocito se han identificado varias interacciones ligando-receptor, además, se señala que alteraciones genéticas de cualquiera de estos da como resultado el uso de otra vía. A continuación, se mencionan algunos de estos ligandos:

Proteínas	Características
Proteína de superficie de merozoito (MSP1 a MSP4).	Son proteínas integrales de membrana identificadas en merozoitos en desarrollo y libres. Intervienen en el reconocimiento inicial de los eritrocitos, a través, de interacciones con residuos de ácido siálico.

	De importancia para la invasión porque los anticuerpos dirigidos contra estas proteínas bloquean el proceso.
Antígeno de unión a eritrocitos 175 (EBA-175).	Se unen a las principales glicoproteínas (glicoforina A) que se encuentran en los eritrocitos humanos durante la invasión. La estructura de este antígeno tiene sorprendentes similitudes con el sistema de unión al antígeno Duffy, proteínas de *P. vivax* esencial para el éxito de la invasión.
La proteína 1 de la membrana de los eritrocitos de Plasmodium falciparum (PfEMP1).	Después de la invasión. Proteína codificada por una familia multigenética llamada var. Se expresa en la superficie de los eritrocitos infectados. Tiene un papel fundamental en la patogénesis de P. falciparum. Debido a los numerosos dominios de

	adhesión ubicados en la región extracelular de PfEMP1 varios receptores del hospedador pueden ser reconocidos al mismo tiempo.

- Una pequeña proporción de merozoitos en la célula sanguínea se diferencia en micro y macrogametocitos (formas masculinas y femeninas, respectivamente), sin actividad dentro del hospedador humano, pero que son esenciales para transmitir la infección a la hembra de *Anopheles* spp., y de esta a un nuevo hospedador humano.

- Usualmente se producen un número variable de ciclos de esquizogonia eritrocítica asexual para que se generen los gametocitos.

- En *P. falciparum* la gametogénesis tarda entre 10-12 días, en *P. vivax* y P. *ovale* los gametocitos aparecen al quinto día del ataque primario, en *P. malarie* aparecen los gametocitos entre el 5 y 23 día del ataque primario.

En el mosquito: ocurre la fase sexual (esporogonia) (16):

- Los mosquitos ingieren sangre infectada con gametocitos que en el intestino medio se transforman en gametos (macro y micro).

- Los gametos se fusionan, fertilizan y forman un cigoto.

- El cigoto se transforma en ooquineto que penetra la pared del intestino medio y se convierte en ooquiste.

- Por esporogonia dentro del ooquiste se producen muchos esporozoitos.

- Al romperse el ooquiste los esporozoitos migran a las glándulas salivales para posteriomente ser transmitidos al hospedador humano susceptible.

- Esta forma parasitaria se encuentra en las glándulas salivales después de 10 a 18 días de la ingesta sanguínea. El mosquito sigue siendo infectante por 1 a 2 meses.

Eventos de importancia de esta etapa:

El antígeno de superficie del gameto Pfs230 media la unión de los eritrocitos a parásitos masculinos exflagelantes para formar grupos denominados centros de exflagelación, de los que se liberan microgametos móviles individuales, por tanto, esta proteína juega un papel clave en el desarrollo posterior del ooquiste, paso crítico para la transmisión de la malaria.

5. Interacción entre especies de *Plasmodium spp* **humanos y de primates**

Esta interacción se ha puesto sobre el andamiaje del conocimiento científico mundial en las últimas décadas, en este sentido se señalan los siguientes hallazgos (17-22):

- Descubrimiento de casos generalizados en el sudeste asiático de infección por *P. knowlesi* en varios reservorios zoonoticos para malaria.

- Hallazgo en Brasil de *P. simium* de los monos aulladores en humanos, identificado inicial y erróneamente como *P. vivax*, pues son casi indistinguibles.

- Intercambio regular de *P. malariae* entre humanos y primates en la Amazonía venezolana.

- Identificación de *P. malariae*, *P. ovale* y *P. vivax*, en posible antropozoonosis, en primates "prístinas" salvajes en África Central.

Son grandes los desafíos a afrontar para el estudio de la interacción entre especies de *Plasmodium* spp. humanos y de primates (se cree erróneamente que es insignificante), entre los que destacan la inexistencia de estrategias de muestreo en la estimación de la frecuencia de transferencia de parásito entre ambas especies de mamíferos. Además, se señala que no existe evidencia sobre la presencia de un reservorio animal estable de la malaria humana, sin que esto sea una prueba validad de su ausencia, por tanto, debe cuantificarse la extensión geográfica y la magnitud de la malaria de animales en humanos, sean zoonóticas o antroponóticas, con el firme propósito de garantizar que las estrategias diseñadas para la erradicación de la malaria se centren en investigaciones basadas en la evidencia (23, 24).

6. Estrategias parasitarias de *P. vivax* vs *P. falciparum* para sostener la transmisión

P. vivax para mantener la transmisión recurre a (25-32):

- En la etapa hepática inactiva: con la forma conocida como hipnozoito que asegura recidivas semanas, meses e incluso años después de la infección inicial.

- Persistencia de esta especie con niveles periféricos muy bajos y con todas las formas parasitarias que incluye etapas sexuales (gametocitos forma infectante para los mosquitos) en circulación antes del desarrollo de síntomas por parte del infectado.

- Los gametocitos se transmiten a un rango más amplio de vectores para completar el ciclo del parásito en el mosquito y en un rango de temperatura más amplio que el tolerado por *P. falciparum*.

- En *P. falciparum* las etapas sexuales ocurren días a semanas después del inicio de los síntomas clínicos, por tanto, se puede bloquear la transmisión, por ejemplo, con una dosis única de primaquina.

- Los gametocitos de *P. vivax* resultan sensibles a la mayoría de los tratamientos esquizonticidas en sangre y no persisten después de la eliminación de la parasitemia asexual.

- Una buena cobertura de la infección con la cura radical (combinación de cloroquina y primaquina) para *P. vivax* es más efectiva para reducir la transmisión que las estrategias únicamente basadas en el tratamiento de pacientes sintomáticos, sin embargo, el riesgo de hemólisis inducida por primaquina en personas con deficiencia de glucosa-6-fosfato-deshidrogenasa (G6PD), impide que esta sea una solución segura y efectiva.

7. Interacción transmisor-parásito

En relación con la transmisión una amplia gama de anofelinos puede propagar a *P. vivax* en comparación con *P. falciparum*, se argumenta, entonces, que la transmisión puede persistir en zonas con múltiples posibilidades de vectores luego del control o eliminación de las especies primarias y que los focos persistentes son resilientes a pesar de los cambios que se producen en las condiciones ecológicas, debido a cambios en la composición del vector y en los comportamientos de picadura (33-35).

Los mosquitos anofelinos con comportamientos exofágicos y exofílicos resultan menos afectados por los mosquiteros o hamacas tratados con insecticidas, por tanto, esta herramienta de control no es efectiva, el impacto es limitado o nulo (36-40). Otros aspectos que contribuyen con la transmisión es la presencia de vectores urbanos (Anopheles stephensi) y la adaptación de la larva de *Anopheles* spp. al agua contaminada (41-46).

Recientemente y como opción para reducir la transmisión de la malaria se ha recurrido a mosquitos modificados (transgénicos) que son refractarios a la transmisión, en este sentido, se ha profundizado en las investigaciones sobre la transmisión germinal del mosquito, la caracterización de tejidos promotores específicos y de moléculas efectoras que intervienen en el desarrollo del parásito, sin embargo, son varios los obstáculos a resolver con esta estrategia (47):

a. Capacidad para prosperar en la naturaleza en su competencia con homólogos de tipo salvaje.

b. Estabilidad a largo plazo de sus modificaciones.

8. Reservorios de parásitos. Reducción de la transmisión

La proporción de parásitos subpatentes de *P. vivax* en relación con la de *P. falciparum* en el ser humano es mayor, debido a que en este la parasitemia es indudablemente más baja, también contribuye con el problema la baja sensibilidad de la microscopia y las pruebas de detección rápida, así como la presencia en hígado, médula ósea y bazo de parásitos indetectables, al respecto se señala que la densidad parasitaria en *P. vivax* es cinco veces menor al compararse con *P. falciparum*. Complica la situación la mayor eficacia de la transmisibilidad de *P. vivax* al mosquito, pues esta se produce con muy bajos niveles de parasitemia (39, 48-52).

La necesidad de intervenciones de control sanitario adaptadas a situaciones específicas se sustenta además en la gran diversidad genética del parásito (la variabilidad genética de *P. vivax* es significativamente mayor que la de *P. falcipatum*, aún en situaciones de baja transmisibilidad un reflejo de la contribución subyacente de los hipnozoitos hepáticos), en los patrones de recidivas y en los periodos de incubación, porque le confieren mayor capacidad al parásito para asegurar su superviviencia (53-55).

9. Susceptibilidad del hospedador

Se requiere de estudios sobre genética poblacional, debido a que la compresión del problema es limitado, que permitan medir el impacto de la variabilidad genética del hospedador sobre el riesgo de infección por paludismo, pues es claro que existen diferencias marcadas en la susceptibilidad del hospedador a la infección, de lo que se desprende que los parásitos pueden estar evolucionando hacia vías alteras de invasión al susceptible, por ejemplo, se ha reportado poblaciones de parásitos capaces de invadir a comunidades humanas Duffy negativo (56-58).

10.Persistencia del parásito en el hospedador

En este sentido se señala que (59):

a. En el ser humano *P. falciparum* rara vez supera el año.

b. *P. vivax* suele desaparecer en 3 años en el ser humano.

c. *P. malariae* puede persistir en el ser humano durante muchos años. En las infecciones por este protozoo son propensas las recaídas con o sin síntomas febriles, esto puede ocurrir durante largos periodos de tiempo. Es alarmante que algunos autores consideran que *P. malariae* es capaz de ocasionar infecciones inactivas que pueden mantenerse de por vida en el ser humano en forma latente. Porque es un parásito que tiene ciclos esporogónico y esquizogónico largos con una relación de tolerancia por el organismo humano. Además, la detección de este parásito en el hospedador humano es difícil por tres razones: escaso número de parásitos en sangre periférica, usualmente por debajo del umbral de detección microscópica, la larga persistencia del protozoo en el hospedador humano y la carencia de síntomas.

d. Ahora bien, la supervivencia de estos protozoos puede verse incrementada sustancialmente en algunas situaciones como: vivir en zonas endémicas de malaria, pues le confiere al ser humano inmunidad adquirida que los puede convertir en portadores de enfermedad asintomática, durante periodos que pueden superar los 2 años como ocurre en infecciones por *P. falciparum*. Otro factor que puede incrementar la supervivencia del parásito es el consumo de medicamentos antipalúdicos supresores.

e. La supervivencia de *P. ovale* puede superar los 26 meses, además en malaria terciana el afectado tiene enfermedad asintomática con recaídas parasitarias capaces de transmitir la infección.

11. Período de incubación

El periodo de incubación de los parásitos que producen malaria está determinada por tres aspectos fundamentales (59):

a. Concentración (número de parásitos inoculados).

b. Método de inoculación.

c. Susceptibilidad del hospedador.

En infecciones por *P. vivax* el periodo de inoculación oscila entre 8-12 días cuando se introducen entre 1-5 millones de protozoos por vía intravenosa, pero cuando la inoculación parasitaria se realiza por vía subcutánea o intramuscular el periodo de incubación puede alcanzar los 15 días. Si se introducen dosis grandes de parásitos (50-100 millones) el periodo de incubación puede ser de 1 a 3 días. En el caso de *P. malariae* con inoculaciones promedio de 1 millón de parásitos el periodo de incubación se ubica entre 24 y 28 días. En *P. falciparum* la incubación se produce entre 7 y 13 días.

12.Manifestaciones clínicas

Con la primera ruptura del esquizonte hepático y la liberación de merozoitos en la circulación periférica comienzan los síntomas de la infección por malaria. Es conveniente recordar que la malaria no complicada es aquella que cursa con síntomas, principalmente fiebre, pero sin signos clínicos o de laboratorio que sugiera gravedad o disfunción de órganos vitales. En el caso de *P. falciparum* las manifestaciones clínicas están relacionadas con el secuestro de eritrocitos parasitados en órganos como (como consecuencia directa de la interacción entre proteínas derivadas del parásito expresada en la superficie de los eritrocitos que infecta y las expresadas por otras células del hospedador) (11, 14, 60-66):

    a. Corazón.

    b. Cerebro.

    c. Pulmones.

    d. Riñones.

    e. Tejido subcutáneo.

    f. Placenta.

Entre los receptores para la adhesión del eritrocito infectado se nombran:

a. El ácido hialurónico y el condroitin sulfato A (CSA) en infecciones placentarias.

b. La molécula de adhesión intercelular tipo 1 en la malaria cerebral.

Entre 6 y 8 días es el tiempo, desde la picadura del mosquito infectado, requerido para la aparición de los signos y síntomas de la enfermedad, no obstante, estos pueden retrasarse por varios meses. Las principales manifestaciones clínicas que definen al paludismo son:

a. Fiebre.

b. Escalofríos.

c. Tos.

d. Dificultad respiratoria.

e. Dolor articular.

f. Cefalea.

g. Diarrea acuosa.

h. Vómitos.

i. Convulsiones.

En el hospedador humano durante la fase inicial de la infección, la ingestión de merozoitos, esquizontes rotos o trofozoitos en la circulación o en el bazo conduce a liberación de TNF-α que junto con otras moléculas es responsable de la fiebre durante la infección. Los episodios sintomáticos en la malaria no complicada se tratan fácilmente con antipalúdicos específicos contra el parásito. La enfermedad grave e incluso mortal por malaria implica la participación de eventos patogénicos de carácter severo como:

a. Anemia grave.

b. Insuficiencia renal.

c. Ictericia.

Son las embarazadas y los niños pequeños los grupos poblacionales con mayor riesgo de desarrollar malaria grave, es así, que en zonas endémicas la malaria es causa importante de mortalidad perinatal. Además, en el caso específico de infección *por P. falciparum*, el secuestro placentario de eritrocitos infectados con parásitos durante el embarazo puede ocasionar:

a. Parto prematuro.

b. Bajo peso al nacer.

Se ha demostrado en zonas endémicas que las mujeres multigrávidas son menos susceptibles a las complicaciones por malaria que las primigrávidas, debido a que las primeras han tenido exposiciones repetidas a malaria durante los embarazos, en contraste con las segundas.

13.Patogenia de la malaria

El proceso de daño del parásito al hospedador se explica a continuación (66-71):

P. falciparum
- La patogénesis se centra en el secuestro de parásitos, es decir, en la eliminación temporal del parásito de la circulación, que en la infección humana ocurre durante la mitad del ciclo asexual, así en una infección de bajo nivel los pacientes pueden resultar negativos al frotis de sangre periférica, fenómeno evidenciable en los viajeros o residentes de baja endemicidad, sin embargo, en regiones de alta endemicidad, los pacientes pueden ser picados repetidamente, mostrar fiebre continua y resultar positivos al frotis de sangre periférica.
- Crea un fenotipo adhesivo al modificar la superficie del eritrocito infectado que aparta el parásito de la circulación durante casi la mitad del ciclo de vida sexual.
- La unión de los eritrocitos infectados puede ocurrir con: el endotelio, plaquetas o con eritrocitos no infectados.

- El parásito logra el estado de citoadherencia (célula pegajosa) a través de la expresión en la superficie del eritrocito de la Proteina 1 de Membrana de Eritrocitos de *P. falciparum* (PfEMP1), que es el producto de la transcripción del gen var (cada parásito tiene 60 copias del gen var, variables y diferentes entre ellos).

P. vivax

- Es el parásito de la malaria más común fuera de África.

- No presenta un periodo prologando de secuestro durante la infección.

- Es comúnmente visto en frotis de sangre periférica.

- Prefiere los reticulocitos y emplea predominantemente el antígeno Duffy para la invasión.

- Infección clínica con un nivel más bajo de parasitemia en contrate con *P. falciparum*.

- Las células infectadas son más grandes que las células que las rodean en los frotis de sangre periférica, pues los reticulocitos son de mayor tamaño que los eritrocitos maduros.

- Los gránulos de Schuffner estructuras caveolo-vesiculares (se ven al microscopio óptico como puntos irregulares de color rosa o rojo) son exclusivos de *P. vivax* y *P. ovale*.

- La forma diagnóstica exclusiva de *P. vivax* es la ameboide caracterizada por tener proyecciones en forma de dedo.

- Las manifestaciones clínicas son casi idénticas a los producidas por las otras especies del parásito, caracterizada por fiebre y una constelación de otros posibles síntomas.

- *P. vivax* y *P. ovale* pueden reemerger del hígado de sus formas latentes, llamadas hipnozoitos, pues de ellas pueden liberarse merozoitos, muchos meses o años después, a diferencia de *P. falciparum* y *P. malariae* que tienen una sola ruptura del esquizonte en el hígado poco después de la invasión del esporozoito.

P. ovale

- Existen dos especies de *P. ovale* (*P. ovale curtisi* y *P. ovale wallikeri*) organismos simpátricos imposible de distinguir por microscopía, esto solo es posible por secuenciación genética y comportamiento biológico (periodo de latencia de menor duración para *P. ovale wallikeri*).

- Ambas especies generan el mismo síndrome clínico y responder a la misma terapia.

- A diferencia de *P. vivax*, *P. ovale* no requiere de antígeno Duffy para la invasión del eritrocito.

- La forma de cometa del trofozoito en el frotis de sangre periférica es la forma diagnóstica, así como la apariencia ovalada de los eritrocitos infectados y la presencia de fimbrias o proyecciones en forma de dedos en la membrana de los eritrocitos.

- Son similares las etapas del ciclo de vida de *P. vivax* y *P. ovale*.

P. malariae

- Esta especie de parásito genera la forma más benigna de las infecciones por malaria.

- La fiebre se presenta cada 72 horas debido a la mayor duración del ciclo de vida del parásito.

- La parasitemia es más baja en comparación con las otras especies de malaria que afectan al ser humano, porque el número de merozoitos producidos por ruptura del esquizonte es menor.

- La respuesta inmunitaria del hospedador es más robusta debido al largo ciclo de vida y bajo nivel de infección, por tanto, *P. malariae* ocasiona malaria crónica que puede durar varias décadas.

- En malaria por *P. malariae* se depositan complejos inmunes en los riñones que llevan a nefritis.

- La forma de banda, y un esquizontes con pocos merozoitos y pigmento central conocido como forma de margarita (dentro de un eritrocito de color dorado) contribuyen con el diagóstico.

- La probabilidad de coinfección con *P. falciparum* y *P. knowlesi* es frecuente.

P. knowlesi

- Tiene distribución geográfica limitada en el Borneo malasio/indonesio, también se ha reportado en otros países del sudeste asiático como: Vietnam, Singapur, Myanmar, Camboya, Tailandia y Filipinas.

- Se transmite por la picadura de mosquitos que se alimentan de macacos.

- Los parásitos prefieren eritrocitos jóvenes, pero pueden invadir a eritrocitos en cualquier etapa de desarrollo.

- La sintomatología es similar a la producida por las otras especies de malaria que afectan al ser humano, con síntomas y signos poco comunes como: náuseas, vómitos, mialgias, artralgias, síntomas de afectación de vías respiratorias superiores e ictericia.

- Las complicaciones fatales son raras, pero se considera que las producen con mayor frecuencia, proporcionalmente que la vista para *P. vivax* y *P. falciparum*, debido a que es de nueva aparición en humanos y que ha tenido poco tiempo para adaptarse.

- Aún no se reportan muertes por esta especie de parásitos en humanos.

13.1. ¿Puede ser severa la malaria por *P. vivax* y *P. knowlesi*?

En el caso de *P. vivax* se señala que (66, 71-74):

a. La muerte es extremadamente rara, por no decir inaudita.

b. En afectados con comorbilidad puede ser grave e incluso fatal, debido a las recidivas que ocasionan los hipnozoitos, que llevan a enfermedad crónica, con anemia grave, desnutrición y predisposición a coinfecciones por pobre respuesta inmunitaria.

c. Marcan el final de la vida la dificultad respiratoria, el fracaso hepato-renal y el shock. Rara vez se ha informado coma, pero si sucede la causa no es el secuestro del parásito en el cerebro.

En *P. knowlesi* (66, 75, 76):

a. Como se mencionó anteriormente la tasa de enfermedad grave en *P. knowlesi* es proporcionalmente mayor (8%) que la vista en *P. falciparum* o *P. vivax*, con mayor mortalidad (3%).

b. Al igual que con *P. falciparum* grave en adultos el inicio clínico de la enfermedad es el mismo y progresa con: hipotensión, problemas respiratorios, insuficiencia renal aguda, hiperbilirrubinemia y shock.

c. El estado de coma no siempre se ve.

d. La enfermedad grave, como también sucede en *P. falciparum*, es el resultado de inmunoaplificación de la respuesta del sistema inmunitario del hospedador humano ante la infección parasitaria y probablemente no es el resultado de mecanismos específicos.

e. Se ha reportado septicemia por gramnegativos con congestión e inflamación cerebral con ausencia de Molécula de Adhesion Intercelular (ICAM-1, también conocida como CD54) en el cerebro, como sí sucede con *P. falciparum*. Se produce una especie de secuestro en el endotelio humano cuyo mecanismo está pendiente por dilucidar.

13.2. Malaria placentaria el responsable *P. falciparum*

En el contexto del embarazo *P. falciparum* es el más importante parásito de este género capaz de ocasionar alteraciones patológicas en la gravidez debido a su capacidad para unirse al condroitin sulfato A placentario a través de la proteína PfEMP1 del parásito expresada en la superficie del eritrocito infectado, ocasionando su secuestro, y evitando ser eliminados de la circulación sanguínea, además, los anticuerpos maternos contra infecciones maláricas previas parecen destruir a los parásitos condroitin sulfato A no vinculantes, entonces la placenta actúa como un espacio de protección parasitaria. A la unión placentaria-mononuclear como mecanismo patológico se une infiltrados celulares en grandes concentraciones. Se ha descrito que en infecciones antiguas se observan pigmentos atrapados en fibrina, mientras que, en las infecciones activas se evidencias parásitos o células mononcleares (66, 72, 73).

Como otra especie de *Plasmodium* responsable de complicaciones en el embarazo se cita a *P. vivax*, pues es capaz de provocar anemia, abortos espontáneos, bajo peso al nacer y malaria congénita, a pesar de que es menor el grado de afectación de monocitos y de la parasitemia placentaria, en este sentido, son muchos los aspectos que requieren ser revisados en el contexto de la investigación científica (66, 72, 73).

13.3. **Malaria cerebral ve en** *P. falciparum* **su protagonista**

La malaria cerebral observada en niños y adultos es consecuencia directa de la capacidad de *P. falciparum* de adherirse al endotelio vascular, esta patología es particularmente frecuente en población no inmune e incluso con baja parasitemia (<1%). Se acepta que el cuadro clínico inicia como una típica malaria que rápidamente (minutos a horas) progresa al coma, por tanto, es necesario el diagnóstico diferencial con: estados postictales, hipoglicemia, meningitis, sepsis bacteriana y traumatismo craneoencefálico, entre otros. El edema cerebral es más frecuente en las muertes agudas de niños (66, 77-79).

En cuanto al diagnóstico de malaria cerebral el estudio de retina es considerada una buena herramienta, toda vez, que permite determinar la existencia de signos de retinopatía por malaria. En la autopsia el diagnóstico definitivo se consigue con la determinación del protozoo por frotis de tejido o secciones histológicas, además se describen la presencia en forma variable de trombos de fibrina, hemorragias en anillo, lesión axonal y capilar, y decoloración del cerebro (66, 77-79).

El mecanismo fisiopatológico de la génesis de la malaria cerebral no está completamente dilucidado, pero se reconoce lo siguiente:

a. La activación endotelial lleva a un estado de mayor adhesividad.

b. La estimulación de macrófagos lleva la producción de TNF-α cuyo incremento incita a la exhibición de moléculas de adherencia en el endotelio cerebral como la ICAM-1.

c. Los parásitos pueden unirse a través de PfEMP1 o moléculas de plaquetas y del endotelio cerebral, como la CD36, lo que explica la trombocitopenia de la infección por malaria y la muy baja incidencia de malaria cerebral.

13.4. Anemia severa y acidosis en malaria

Los factores fisiopatológicos de estos eventos se resumen a continuación (66, 77, 80, 81):

Anemia severa	Acidosis
La disrupción de la respuesta inmunitaria mediada por monocitos y linfocitos en presencia de hemozoina puede alterar la regulación de la eritropoyetina (a través de IL-6 regulada por linfocitos T y la proteína inflamatoria 1 de macrófago [MIP-1]).	El parásito produce lactato deshidrogenasa de Plasmodium que genera ácido láctico que conduce a la disminución del pH respiratorio. La inflamación cerebral contribuye a la supresión del centro respiratorio con respiración irregular que lleva a patrones de acidosis que favorece al desequilibrio del pH.

14.**Diagnóstico de la malaria**

Se centra en (82):

a. Interrogatorio o anamnesis.

b. Examen clínico.

c. Examen microscópico de sangre extraída durante la etapa febril, pues es el momento de mayor parasitemia sanguínea. Se recurre a la gota gruesa para el diagnóstico de género, ya que, con solo 200 µL puede detectarse el parásito. Con el extendido puede hacerse diagnóstico más fino, es decir, de especie.

d. Detección de antígenos con pruebas diagnósticas rápidas (tiras reactivas), con un simple pinchazo en el dedo y en pocos minutos se obtiene el resultado. Son prueba de fácil empleo, no requiere de entrenamiento excesivo, ni de equipos especiales.

e. Pruebas de detección de anticuerpos.

f. Pruebas de biología molecular.

15. Aspectos a considerar en el tratamiento de la malaria

Son varios los medicamentos empleados en la prevención y cura de la infección por malaria (83-89):

- Quinina (QN).

- Cloroquina (CQ).

- Amodiaquina.

- Piperaquina (PPQ).

- Mefloquina (MQ).

- Lumefantrina (LUM).

- Pirimetamina (PYR).

- Proguanil.

- Sulfadoxina.

- Atovacuona.

- Primaquina.

- Artemisina y sus derivados (ART).

- Tafenoquina.

La primaquina y la recientemente aprobada tafenoquina son los antipalúdicos, los únicos disponibles, contra parásitos en estadio hepático e hipnozoitos, mientras que para infección por *P. falciparum* se recomienda las terapias combinadas basadas en artemisina. El fracaso del tratamiento (resistencia), desafortunadamente, ha sido reportado en casi todas las regiones palúdicas y es escaso el conocimiento existente sobre los meanismos moleculares de resistencia a los medicamentos.

El esquema terapéutico requerido para el tratamiento de la malaria debe cumplir las siguientes características (90-92):

- Amplia disponibilidad.

- Eficacia sostenida.

- Bajo costo.

- Excelente perfil de seguridad y tolerabilidad.

Esto es particularmente importante por el reporte de resistencia generalizada a algunos fármacos, entre ellos la cloroquina y a la dificultad que tienen algunos países para identificar las especies de malaria. Otras variables intervienen en el éxito del tratamiento farmacológico del paludismo, por ejemplo, en infecciones por *P. vivax* la deficiencia de G6PD (cuya prevalencia oscila entre 1-30%) incrementa el riesgo de hemolisis cuando se administra primaquina, a esto se suma su baja adherencia, porque generalmente se indica una dosis diaria por 14 días. De allí que la Organización Mundial de la Salud recomiende que a todos los pacientes con infección por *P. vivax* se les determinan la deficiencia de G6PD antes del inicio del tratamiento con primaquina, resulta particularmente de cuidado las mujeres heterocigotas con deficiencia de G6PD, pues en ellas la actividad enzimática puede superar 30%, en virtud de la mezcla de eritrocitos normales y deficientes, que dificulta el diagnóstico mediante pruebas cualitativas e incrementa el riesgo de hemolisis al ser expuestas a primaquina (93-96).

Hasta la fecha no existen pruebas diagnósticas para detectar la presencia de hipnozoitos, por tanto, se recurre al tratamiento presuntivo con primaquina para tratar de eliminarlos en sujetos con riesgo, también a la administración masiva de esta droga, pero con esta última estrategia son disimiles los informes sobre cobertura y en muchos casos no resultan satisfactorios en términos de éxito, y además son frecuentes los afectados con hemolisis y anemia severa como principal complicación (93-104).

a. Si se trata adecuadamente y con prontitud es una enfermedad curable.

b. El primer antipalúdico y de mayor uso es la quinina, descubierto incluso antes de la identificación del agente etiológico de la malaria.

c. Los parásitos pueden desarrollar resistencia a los medicamentos antipalúdicos comunes.

d. La terapia combinada se ha empleado para combatir la creciente resistencia de los parásitos maláricos a los medicamentes existentes.

e. Aún en desarrollo y en pruebas clínicas varios modelos de vacunas contra el paludismo.

f. Las medidas de prevención contra la infección y el desarrollo de malaria no ofrecen actualmente un bloqueo completo, aunque contemplen el tratamiento, la vacunación y el control de vectores.

16.**Genoma-Proteoma de** *Plasmodium spp.*

La descripción del genoma de *Plasmodium* spp. permite mostrar un gran y nuevo número de potenciales blancos farmacológicos, en relación con genes importantes para la biología y patogénesis del parásito. A continuación, se señalan algunos aspectos interesantes sobre el genoma de *Plasmodium spp.* (2, 89, 105-115):

a. La naturaleza del genoma de *Plasmodium* spp. es polimórfica. Se estima que hay aproximadamente un microsatélite polimórfico por kb de ADN. Existe gran número de polimorfismos de un solo nucleótido (SNP). Otro tipo importante de variación genómica en *Plasmodium* spp. es la variación del número de copias (CNV) que afecta importantes rasgos de la resistencia a medicamentos, invasión de eritrocitos, citoadherencia y regulación transcripcional.

b. El material entre los extremos de los cromosomas le da al parásito una considerable capacidad para introducir cambios en la expresión de antígenos, y por tanto, para evadir la respuesta inmunitaria del hospedador.

c. El genoma del clon 3D7 de *P. falciparum* fue el primero secuenciado.

d. La información sobre el genoma de *Plasmodium* spp. está disponible gratuitamente.

e. *P. falciparum* tienen un genoma circular similar a un plastidio y un genoma lineal mitocondrial.

f. El genoma nuclear es rico en A+T. Además, el contenido de A+T varía según la especie de *Plasmodium*, es de 80 % en *P. falciparum, P. reichenowi* y *P. gallinaceum*; de 75% en parásitos maláricos de roedores; y de 60% en *P. vivax, P. knowlesi* y *P. cynomolgi*.

g. En los intrones y regiones intergénicas no codificantes es mayor el contenido deA+T que en los exones codificantes de proteínas.

h. Se han descrito 5 300 genes a partir de la secuencia genómica, pero solo unos pocos han sido señalados como codificantes de enzimas.

i. Los genes de las regiones cercanas a los extremos en cada cromosoma codifican proteínas de superficie o antígenos capaces de estimular la respuesta inmunitaria del hospedador.

j. Se han puntualizado familias de genes implicadas en la invasión del parásito al eritrocito.

k. Los homólogos de genes presentes en el genoma participantes en vías básicas como el inicio de la traducción, la replicación del ADN, la reparación y la recombinación parecen no estar implicados en funciones metabólicas clave como: la síntesis de aminoácidos, la síntesis de purinas, la recuperación de pirimidinas, la síntesis de componentes proteícos de la ATP sintasa (para la producción de ATP mitocondrial), y la síntesis de componentes del complejo NADH deshidrogenasa.

l. La regulación de los niveles de proteínas se controla a través del procesamiento y traducción de ARNm.

m. En el apicoplasto (órgano esencial para la supervivencia del parásito) están presentes los componentes que participan en la síntesis de ácidos grasos, terpenos o isoprenoides, y también, en los complejos hemo y azufre de hierro. El genoma del apicoplasto es de 35 kb y codifica 57 proteínas. El genoma contiene 14 cromosomas, un genoma circular plástido de 35kb y multiples copias de ADN mitocondrial de 6kb.

n. Se estima que 10% de las proteínas codificadas por el núcleo están destinadas al apicoplasto. Dirigidas estas proteínas en el organelo por una señal de orientación bipartita. Dentro del apicoplasto se identifican moléculas que pueden ser blanco de medicamentos.

o. Los genes homólogos a menudo se encuentran en bloques dispuestos en diferentes órdenes entre cromosomas distintos.

p. Los parásitos son haploides durante casi todo su ciclo de vida, excepto por una breve fase diploide después de la fertilización en el intestino medio del mosquito.

Secuencia del genoma de importantes especies de *Plasmodium* humanas:

Especie o cepa de *Plasmodium*	Repetición intercalada de	Tamaño del genoma (Mb)	Contenido de GC (%)

	Plasmodium		
P. *falciparum* 3D7	189	23,2	19,3
P. *vivax*	1212	29,1	39,7
P. *ovale*	>2100	33,5	29,4
P. *malariae*	255	33,6	24,7
P. *Knowlesi*	71	24,4	38,7

Fuente: modificado de Su (89).

Familias de genes que desempeñan funciones importantes en el desarrollo, la virulencia y la supervivencia de los parásitos (89):

Familia de genes	Proteína que codifica	Acción	Ligandos en el hospedador humano
var	PfEMP1.	En la patogénesis de malaria cerebral y placentaria en los que media la citoadherencia de eritrocitos infectados en los tejidos profundos.	2-macroglobulina, CD36, sulfato de condroitina A (CSA), complemento 1q, CR1, E-selectinas y selectinas P, receptor de proteína C endotelial (EPCR), sulfato de heparán, ICAM1, IgM, IgG, PECAM1, trombospondina (TSP) y VCAM1.

Familia de genes	Genes/Proteína que codifica	Acción
pir (repetición intercalada de *Plasmodium*). Se nombran los miembros de la familia pir según la especie de parásito: yir en *P. yoelii*, bir en *P. berghei*, y vir en *P. vivax*.	Varias familias de genes de *P. falciparum* se clasifican como pir: stevor, rif y PfMC-2TM	En *P. chabaudi* los genes pir se expresan en diferentes ubicaciones celulares, dentro y sobre la superficie de los eritrocitos infectados y en los merozoitos. Un papel importante en la formación de rosetas y/o invasión. Tiene Funciones potenciales en el desarrollo del parásito y/o en la manipulación del sistema inmunológico del huésped. Regulación del establecimiento de infeccione crónicas y de

		la virulencia.

Familia de genes	Genes/Proteína que codifica	Acción
Grupo de 14 genes que codifican proteínas con seis cisteínas, localizadas en la superficie del parásito que interactúa con proteínas del hospedador.	Estos genes se expresan en diferentes etapas de desarrollo del parásito: - pf230, pf48/45, pf230p, pf47 y pfPSOP12 en las etapas sexuales de *P. falciparum*. - pf12, pf12p, pf41, pf38 y pf92 se expresan en estadios eritrocíticos asexuales.	Las proteínas tienen diversas funciones. Pf48/45, Pf230 y Pf47 comparten estructuras únicas con enlaces disulfuro y desempeñan un papel esencial en la fertilización del parásito. Pf48/45 y Pf47 tienen altos coeficientes de endogamia lo que sugiere que desempeñan un papel importante en el apareamiento. pf47 desempeña un papel fundamental en la evasión de la respuesta inmune innata de

		Anopheles gambiae.
		PfP52 y PfP36 median la invasión de esporozoitos de hepatocitos.

A continuación, se señalan aspectos relevantes del proteoma de *Plasmodium* spp. (116-117):

a. Se han identificado las proteínas de varias formas parasitarias del *Plasmodium* spp. de: esporozoitos, merozoitos, trofozoitos y gametocitos.

b. El proteoma de esporozoito es marcadamente diferente de las otras formas parasitarias. Además, la mitad de las proteínas son exclusivas del esporozoito.

c. Las otras formas parasitarias (trofozoito, merozoito y gametocito) tienen menor proporción de proteínas únicas y comparten mayor proporción del total.

d. De las proteínas presentes en todas las formas parasitarias las más comunes son: las proteínas ribosómicas, factores de transcripción, histonas y proteínas citoesqueléticas.

e. Se describen proteínas *Plasmodium* spp. específicas necesarias para interacciones hospedador-parásito.

f. Las proteínas de *P. falciparum* son consistentemente más grande que sus homologas de otras especies.

El siguiente recuadro es una recopilación de sitios web que cargan y actualizan datos de estudios posgenómicos de *Plasmodium* spp. con el propósito de facilitar la comprensión de la biología, fisiológica y bioquímica de las especies responsable de generar la malaria:

Descripción	Sitio web
WHO Roll Back Malaria program	http://www.rbm.who.int
Multilateral Initiative in Malaria	http://www.mim.su.se
Medicines for Malaria Venture	http://www.mmv.org
Malaria Vaccine Initiative	http://www.malariavaccine.org
Global Fund to Fight AIDS, TB and Malaria	http://www.theglobal fund.org
Plasmodium genome database PlasmoDB	http://www.plasmodb.org/
Plasmodium falciparum Gene database	http://www..genedb.org/genedb/malaria/
Malaria Parasite Metabolic Pathways	http://sites.huji.ac.il/malaria/
Malaria Transcriptome database	http://malaria.ucsf.edu/comparison
Plasmodium falciparum genome /	http://plasmocyc.stanford.edu/

pathway database	
Malaria Research and Reference Reagent Resource Center	http://www.mr4.org/
Understanding higher-order function from genome information	http://www.genome.ad.jp/kegg/
Detection of enzyme-encoding genes in *P. falciparum* genome	http://bioinformatics.leeds.ac.uk/shark/

Fuente: modificado de Tuteja (2).

17. Comportamiento epidemiológico de la malaria

Se resume a continuación (1, 2, 118-120):

- Corresponde a los países tropicales y subtropicales el mayor registro de paludismo, aunque afecta a un gran número de países.

- Más de 40% de la población mundial (más de 2 mil millones de personas) están en riesgo de contraer la malaria. Anualmente a nivel mundial se producen entre 1,1 y 1,3 millones de muertes cada año por esta enfermedad.

- En la región de África de la Organización Mundial de la Salud se reportan la mayoría de los casos de morbi-mortalidad por paludismo, fundamentalmente por *P. falciparum*. En África Subsahariana se registran cerca de la mitad de todas las muertes por malaria a nivel mundial. Además, se estima que la malaria le cuesta a África más de 12 mil millones de dólares al año y que representa 25% de todas las muertes en niños menores de cinco años en ese continente.

- *P. vivax* tiene alta prevalencia en Asia y América del Sur, pero también se presenta en África.

- En la región de las Américas de la OMS predomina *P. vivax*, pues allí causa el 75% de los casos.

- Casi la mitad de la población mundial tiene riesgo de enfermar por paludismo.

- Para el 2022 249 millones de personas distribuidas en 85 países contrajeron la malaria.

- Para el mismo año murieron por paludismo 608 000 personas.

- Las formas graves de la enfermedad pueden ser desarrolladas por personas más propensas, particularmente lactantes, menores de 5 años, embarazadas y pacientes inmunodeprimidos (VIH/SIDA).

- Son también vulnerables a la infección por malaria aquellos individuos sin inmunidad que entran en zonas de transmisión intensa y los que no reciben tratamiento quimiopreventivo (migrantes, viajeros y poblaciones móviles).

-   La inmunidad parcial (evita la forma grave de la enfermedad) es posible en personas que viven en zonas endémicas. Es por ello que en África la mayor mortalidad ocurre en los niños, mientras que, en las zonas con menos transmisión, y por tanto, menor inmunidad todos los grupos de edad tienen el mismo riesgo.

-   Malaria debida a *P. malariae* está presente en la mayoría de los entornos endémicos de paludismo y está asociado con portación muy prolongada de parásitos, anemia grave e insuficiencia renal.

-   Al igual que *P. vivax*, las dos especies simpátricas de *P. ovale* produce etapas hepáticas latentes que pueden recaer meses después de la infección inicial y también están asociados con síndromes graves y potencialmente mortales.

18. Es posible la eliminación del paludismo

Para abordar esta sección simplemente expondremos textualmente lo señalado por Organización Mundial de la Salud (1):

"La visión de la OMS y de la comunidad mundial interesada
en esta enfermedad es un mundo sin paludismo. Esta visión
se logrará progresivamente a medida que los países eliminen
el paludismo de sus territorios y apliquen medidas eficaces
para prevenir el restablecimiento de la transmisión. Los
países donde el paludismo es endémico se encuentran en

diferentes fases del camino que lleva a la eliminación. La tasa de progreso depende de la solidez del sistema nacional de salud, el nivel de inversión en estrategias de eliminación del paludismo y otros factores, incluidos los determinantes biológicos, el medio ambiente y las realidades sociales, demográficas, políticas y económicas de cada país en particular.

En los últimos dos decenios se han logrado avances significativos hacia la eliminación del paludismo. Según el último Informe mundial sobre malaria, 27 países registraron menos de 100 casos de la enfermedad en 2022, frente a 6 países en 2000. Los países donde durante por lo menos tres años consecutivos no se ha registrado ningún caso autóctono de paludismo (un caso contraído localmente sin datos de importación de otro país endémico) pueden solicitar a la OMS la certificación de la eliminación del paludismo. Desde 2015, 12 países han recibido la certificación del Director General de la OMS de que están exentos de paludismo, a saber, Maldivas (2015), Sri Lanka (2016), Kirguistán (2016), el Paraguay (2018), Uzbekistán (2018), la Argentina (2019), Argelia (2019), El Salvador (2021), China (2021), Azerbaiyán (2023), Tayikistán (2023) y Cabo Verde (2024)".

Es prudente señalar que las campañas para la eliminación de la malaria se han centrado en la producida para *P. falciparum* (porque las estimaciones mundiales de la carga de malaria están dominadas por las infecciones generadas por este parásito en el África Subsahariana), pero desde 2015 las Naciones Unidas y la Organización Mundial de la Salud publican informes técnicos para la erradicación de la malaria por *P. vivax*, apoyadas en la combinación de nuevas estrategias, herramientas y financiación, con base en una estructura organizativa sólida que sirva de plataforma de lanzamiento para acelerar las intervenciones y generar el impacto deseado, en este caso eliminar la malaria para 2040, por tanto, la infraestructura esencial debe crearse en no más de cinco años para asegurar la implementación de las medidas, especialmente por el estancamiento en muchas regiones endémicas de los avances observados.

En este sentido, prevalece la reexaminación de la estrategia global, con énfasis en la importancia de la transmisión del paludismo que tienen las otras especies del parásito, distintos de *P. falciparum*, pues estas otras especies tienen problemas complejos de transmisión, distribución y alcance geográfico, y de técnicas para el control de la propagación, sumado a la menor disponibilidad de herramientas para el abordaje y mayor número de incógnitas. Ante estos desafíos directores de la Campaña Mundial de Erradicación de la Malaria como Emilio Pampana (121) han expresado que:

"...pero se consideró útil llamar la atención [. . .] hacia verdad común de que si la erradicación de la malaria es técnicamente posible, es y seguirá siendo siempre un

problema muy grave, y que los gobiernos no deberían
embarcarse en ella subestimando sus dificultades, o esperar
que con el paso de los años algunos de los problemas se
solucionen automáticamente…"

La malaria por *P. vivax* se puede enmarcar dentro de la preocupación señalada
por Pampana (121), porque las herramientas clínicas y de salud pública
disponibles en la actualidad para la prevención, diagnóstico, tratamiento y
control son consideradas no adecuadas o subóptimas para muchas de las
regiones endémicas. A lo que se adiciona la estrategia de tratar de eliminar la
malaria una especie a la vez, lo que incrementa los costos de inversión, en
lugar de centrarse en especies fáciles de eliminar o dirigir los esfuerzos contra
todas las especies que afectan al ser humano, porque es evidente que en el
camino para la erradicación de la malaria se tienen planes sanitarios para *P.
falciparum* y *P. vivax*, pero no para *P. malariae, P. ovale*, ni P. *knowlesi,* de
los cuales se tiene poca comprensión de (120, 122, 123):

- La biología del parásito.

- La dinámica de transmisión.

- La carga de morbi-mortalidad real.

Los programas de erradicación de la malaria en sus etapas finales, como
muchas otras enfermedades, se han topado con serias complicaciones, a tal
punto de ser comparada con la escalada de alta montaña por Bruce-Chwatt

(124), este autor expresa textualmente lo siguiente: "La erradicación de la malaria se compara con la escalada de alta montaña: aparecen más obstáculos a medida que uno se acerca a la cumbre, y en esa etapa cada paso exige mayor esfuerzo" (124, 125).

19. Cambios en la carga de morbi-mortalidad de la infección por *Plasmodium* spp.

Se reconoce que los esfuerzos dirigidos al control de la malaria han reducido significativamente la carga global de esta enfermedad, pero en regiones donde *P. falciparum* y *P. vivax* son coendémicos se ha producido un incremento en el número de casos de paludismo, pero debida a infecciones por los otros parásitos, fenómeno que se pone en evidencia cuando se recurre al diagnóstico con base en la biología moleular (126).

Además, se reconoce que *P. vivax* puede resultar grave con desenlace fatal, a pesar de ser considerada una infección benigna, al enfrentar una gran variedad de factores epidemiológicos, en este sentido, se cita la anemia grave y el incremento de la mortalidad por infecciones recurrentes, no obstante, debe ponderarse adecuadamente la carga de morbilidad en la priorización de las investigaciones. En áreas de transmisión estable de malaria cerca de 10% de los casos clínicos se atribuye a *P. malariae* con alta carga de anemia y hospitalización por su capacidad para mantener parasitemias prolongadas de bajo nivel (127, 128).

Otro punto a resaltar es que las especies simpátricas de *P. ovale* tienen comportamientos epidemiológicos diferentes y se identifican por microscopía erróneamente como otras especies, de allí el subregistro. Por último, el carácter de severidad de la enfermedad producida por *P. falciparum* resta importancia clínica y de salud pública a las otras especies de *Plasmodium* spp. en el diseño y establecimiento de políticas y planes de control (67, 129, 130).

20. Transfusión de la malaria

En la siguiente caja se mostrará la historia de la transfusión de la malaria (59, 131, 132):

a- Inicia en 1884 con la demostración en dos seres humanos sanos de transmisión de la malaria por inoculación de sangre hecha por Gerhardt.

b- La confirmación por experimentos similares (realizados por italianos, alemanes y rusos) de que el agente etiológico de la malaria terciana benigna y maligna se encuentra en la sangre y que puede transmitirse a sujetos sanos.

c- En 1911 Woosley describe el primer caso de malaria como consecuencia de la transfusión de sangre infectada con el parásito.

d- En los siguientes años debido a lo común de las transfusiones estos accidentes se reportaron con mayor frecuencia.

e- En Estados Unidos se han reportado casos de malaria inducida por el piquete de agujas contaminadas con el parásito.

f- Muchos casos de malaria asociada con el método directo de transfusión de sangre se registraron en las décadas de 1920 y 1930, además se produjo un gran número de malaria en donantes de sangre con el método de transfusión directo, debido a que la sangre contenida en la jeringa fluye hacia atrás, es decir, hacia el donante.

g- La transfusión sanguínea directa fue reemplazada por la de sangre almacenada en la década de 1940. El primer caso de malaria por transfusión de sangre almacenada se reportado en 1941 por Gordon.

h- Con el incremento del uso de la transfusión sanguínea en clínica y cirugía, a pesar que se seleccionaban con mayor cuidado los donantes, también aumento la infección malárica accidental.

i- El aumento de la malaria importada de regiones endémicas o zonas donde esta no existe contribuye con el aumento de la malaria debida a transfusión sanguínea.

j- Las mejoras en los métodos diagnósticos y de informes sobre la malaria permiten medir el problema sanitario en su justa dimensión.

k- El número total de casos de malaria por transfusión sanguínea solo puede ser aproximado.

l- En la literatura únicamente se reporta una pequeña proporción de los casos y la información va desde una breve mención de la malaria como complicación de la cirugía hasta un análisis minucioso sobre series de casos, algunos de los cuales reportados por diferentes autores como casos clínicos únicos.

m- Las especies más frecuentemente descritas en la malaria por transfusión sanguínea son: *P. vivax* (62,8%), *P. malariae* (15,5%), *P. falciparum* (9,7%), y la sumatoria de otras especies (12%).

En relación con la malaria por transfusión sanguínea los datos proporcionados por algunos países, especialmente aquellos con bajos a medianos ingresos, son de escasa confiabilidad y exactitud, asimismo la mayoría de la información disponible se extraen de publicaciones o de informes ocasionales, en estas zonas prevalece el subregistro y se admite el pobre reporte del que es objeto la malaria por transfusión sanguínea. Además, son varios los factores de riesgo involucrados en la malaria por transfusión sanguínea (59):

a. El sistema de donación existente en los países.

b. La motivación financiera (generalmente se cuida de la infección por *Plasmodium* spp.) o altruista del donante (no prestan atención a la infecciónd lo importante es donar).

c. Zonas endémicas para malaria.

d. La conciencia de peligro de la malaria importada, aunado a la fiabilidad y rapidez con la que se notifican los casos detectados.

e. La persistencia natural de la infección por *Plasmodium* spp. en el hospedador humano.

f. La viabilidad de *Plasmodium* spp. en la sangre almacenada.

21. Viabilidad de los parásitos en la sangre almacenada

Son numerosos los trabajos realizados para definir la viabilidad del parásito de la malaria en sangre almacenada, ya desde la década de 1940 se había demostrado que los parásitos de todas las especies de malaria pueden permanecer viables en este tipo de sangre por al menos 1 semana. Específicamente *P. falciparum* y *P, malariae* pueden permanecer viables en la sangre almacenada por un tiempo mayor a 10 días, particularmente cuando el anticoagulante contiene dextrosa, por tanto, puede considerarse sangre segura aquella que se emplea luego de 12 semanas de almacenamiento, sin embargo, la sangre estaría al límite de su vida útil (para algunos investigadores esta no supera los 21 días), y esta consideración no parece ser práctica (59).

Referencias bibliográficas

1. WHO. Paludismo. Sf. Disponible en: https://www.who.int/es/news-room/questions-and-answers/item/malaria?gad_source=1&gclid=CjwKCAjwyJqzBhBaEiwAWDRJVE3W3b2EWguJCwlUPpwxAoA20i2o2232pI3GQxgOA1Xuw-c1jnuhqRoC7_sQAvD_BwE.

2. Tuteja R. Malaria an overview. FEBS J. 2007; 274: 4670-4679.

3. Breman J, Egan A, Keusch G. The intolerable burden of malaria: a new look at the numbers. Am J Trop Med Hyg. 2001; 64(Suppl. 1-2):4-7.

4. Snow R, Korenkromp E, Gouws E. Pediatric mortality in Africa: *Plasmodium falciparum* malaria as a cause or risk. Am J Trop Med Hyg. 2004; 71(Suppl. 2):16-24.

5. Frevert U, Sinnis P, Cerami C, Shreffler W, Takacs B, Nussenzweig V. Malaria circumsporozoite protein binds to heparan sulfate proteoglycans associated with the surface membrane of hepatocytes. J Exp Med. 1993; 177:1287-1298.

6. Mota M, Pradel G, Vanderberg J, Hafalla J, Frevert U, Nussenzweig R, et al. Migration of *Plasmodium* sporozoites through cells before infection. Science. 2001; 291(5501):141-144.

7. Sturm A, Amino R, van de Sand C, Regen T, Retzlaff S, Rennenberg A, et al. Manipulation of host hepatocytes by the malaria parasite for delivery into liver sinusoids. Science. 2006; 313(5791):1287-1290.

8. Yamauchi L, Coppi A, Snounou G, Sinnis P. *Plasmodium* sporozoites trickle out of the injection site. Cell Microbiol. 2007; 9(5):1215-1222.

9. Baruch D, Pasloske B, Singh H, Bi X, Ma X, Feldman M, et al. Cloning the *P. falciparum* gene encoding PfEMP1, a malarial variant antigen and adherence receptor on the Surface of parasitized human erythrocytes. Cell. 1995; 82:77-87.

10. Su X, Heatwole V, Wertheimer S, Guinet F, Herrfeldt J, Peterson D, et al. The large diverse gene family var encodes proteins involved in cytoadherence and antigenic variation of *Plasmodium falciparum*-infected erythrocytes. Cell. 1995; 82:89-100.

11. Newbold C, Craig A, Kyes S, Rowe A, Fernandez-Reyes D, Fagan T. Cytoadherence, pathogenesis and the infected red cell surface in *Plasmodium falciparum*. Int J Parasitol. 1999; 29:927-937.

12. Chen Q, Schlichtherle M, Wahlgren M. Molecular aspects of severe malaria. Clin Microbiol Rev. 2000; 13:439-450.

13. Cowman A, Crabb B. The *Plasmodium falciparum* genome – a blueprint for erythrocyte invasion. Science. 2002; 298:126-128.

14. Miller L, Baruch D, Marsh K, Doumbo O. The pathogenic basis of malaria. Nature. 2002; 415:673-679.

15. Tolia N, Enemark E, Sim K, Joshua-Tor L. Structural basis for the EBA-175 erythrocyte invasion pathway of the malaria parasite *Plasmodium falciparum*. Cell. 2005; 122:183-193.

16. Eksi S, Czesny B, van Gemert G, Sauerwein R, Eling W, Williamson K. Malaria transmission-blocking antigen, Pfs230, mediates human red blood cell binding to exflagellating male parasites and oocyst production. Mol Microbiol. 2006; 61:991-998.

17. Singh B, Kim Sung L, Matusop A, Radhakrishnan A, Shamsul S, Cox-Singh J, et al. A large focus of naturally acquired *Plasmodium knowlesi* infections in human beings. Lancet. 2004; 363:1017-1024.

18. Lim C, Tazi L, Ayala F. *Plasmodium vivax*: recent world expansion and genetic identity to *Plasmodium simium*. Proc Natl Acad Sci USA. 2005; 102:15523-15528.

19. Prugnolle F, Rougeron V, Becquart P, Berry A, Makanga B, Rahola N, et al. Diversity, host switching and evolution of *Plasmodium vivax* infecting African great apes. Proc Natl Acad Sci U S A. 2013; 110(20):8123-8128.

20. Costa D, da Cunha V, de Assis G, de Souza Junior J, Hirano Z, de Arruda M, et al. *Plasmodium simium/Plasmodium vivax* infections in southern brown howler monkeys from the Atlantic Forest. Mem Inst Oswaldo Cruz. 2014; 109:641-653.

21. Lalremruata A, Magris M, Vivas-Martínez S, Koehler M, Esen M, Kempaiah P, et al. Natural infection of *Plasmodium brasilianum* in humans: man and monkey share quartan malaria parasites in the Venezuelan Amazon. EBioMedicine. 2015; 2:1186-1192.

22. Brasil P, Zalis M, de Pina-Costa A, Siqueira A, Júnior C, Silva S, et al. Outbreak of human malaria caused by *Plasmodium simium* in the Atlantic Forest in Rio de Janeiro: a molecular epidemiological investigation. Lancet Glob Health. 2017; 5:e1038-e1046.

23. Bruce-Chwatt L. Malaria zoonosis in relation to malaria eradication. Trop Geogr Med. 1968; 20:50-87.

24. Contacos P. Primate malarias: man and monkeys. J Wildl Dis. 1970; 6:323-328.

25. Douglas N, John G, von Seidlein L, Anstey N, Price R, 2012. Chemotherapeutic strategies for reducing transmission of *Plasmodium vivax* malaria. Adv Parasitol. 2012; 80:271-300.

26. Danis K, Baka A, Lenglet A, Van Bortel W, Terzaki I, Tseroni M, et al. Autochthonous *Plasmodium vivax* malaria in Greece, 2011. Euro Surveill. 2011; 16:20.

27. Iwagami M, Hwang S, Kim S, Park S, Lee G, Matsumoto-Takahashi E, et al. Microsatellite DNA analysis revealed a drastic genetic change of *Plasmodium vivax* population in the Republic of Korea during 2002 and 2003. PLoS Negl Trop Dis. 2013; 7: e2522.

28. Steketee R, ter Kuile F. Single low-dose primaquine to reduce malaria transmission. Lancet Infect Dis.2013; 14:9192.

29. Kaneko A, Chaves L, Taleo G, Kalkoa M, Isozumi R, Wickremasinghe R, et al. Characteristic age distribution of *Plasmodium vivax* infections after malaria elimination on Aneityum Island, Vanuatu. Infect Immun. 2014; 82(1):243-252.

30. White M, Karl S, Battle K, Hay S, Mueller I, Ghani A. Modelling the contribution of the hypnozoite reservoir to *Plasmodium vivax* transmission. eLife. 2014; 3: e04692.

31. Robinson L, Wampfler R, Betuela I, Karl S, White M, Li Wai Suen C, et al. Strategies for understanding and reducing the *Plasmodium vivax* and *Plasmodium ovale* hypnozoite reservoir in Papua New Guinean children: a randomised placebo-controlled trial and mathematical model. PLoS Med. 2015; 12(10):e1001891.

32. Waltmann A, Darcy A, Harris I, Koepfli C, Lodo J, Vahi V, et al. High rates of asymptomatic, sub-microscopic *Plasmodium vivax* infection

and disappearing *Plasmodium falciparum* malaria in an area of low transmission in Solomon Islands. PLoS Negl Trop Dis. 2015; 9(5):e0003758.

33. Daskova N, Rasnicyn S. Review of data on susceptibility of mosquitos in the USSR to imported strains of malaria parasites. Bull World Health Organ. 1982; 60:893-897.

34. Bayoh M, Mathias D, Odiere M, Mutuku F, Kamau L, Gimnig J, et al. *Anopheles gambiae*: historical population decline associated with regional distribution of insecticide-treated bed nets in western Nyanza Province, Kenya. Malar J. 2010; 9:62.

35. da Silva-Nunes M, Moreno M, Conn J, Gamboa D, Abeles S, Vinetz J et al. Amazonian malaria: asymptomatic human reservoirs, diagnostic challenges, environmentally driven changes in mosquito vector populations, and the mandate for sustainable control strategies. Acta Trop. 2012; 121:281-291.

36. Dolan G, Ter Kuile F, Jacoutot V, White N, Luxemburger C, Malankirii L, et al. Bed nets for the prevention of malaria and anaemia in pregnancy. Trans R Soc Trop Med Hyg. 1993; 87:620-626.

37. Lengeler C. Insecticide-treated bed nets and curtains for preventing malaria. Cochrane Database Syst Rev. 2004; 2:CD000363.

38. Grietens K, Nguyen Xuan X, Muela Ribera J, Ngo Duc T, van Bortel W, Truong Ba N, et al, 2012. Social determinants of long lasting insecticidal hammock-use among the Ra-glai ethnic minority in Vietnam: implications for forest malaria control. PLoS One. 2012; 7:e29991.

39.Chen-Hussey V, Carneiro I, Keomanila H, Gray R, Bannavong S, Phanalasy S, Lindsay S. Can topical insect repellents reduce malaria? A cluster-randomised controlled trial of the insect repellent, n-diethyl-m-toluamide (DEET) in Lao PDR. PLoS One. 2013; 8:e70664.

40.Smithuis F, Kyaw M, Phe U, van der Broek I, Katterman N, Rogers C, et al. Entomological determinants of insecticide-treated bed net effectiveness in Western Myanmar. Malar J. 2013; 12:364.

41.Stevenson J, St. Laurent B, Lobo N, Cooke M, Kahindi S, Oriango R, et al. Novel vectors of malaria parasite in the Western Highlands of Kenya. Emerg Infect Dis. 2012; 18:1547-1549.

42.Gunathilaka N, Fernando T, Hapugoda M, Wickremasinghe R, Wijeyerathne P, Abeyewickreme W, 2013. *Anopheles culicifacies* breeding in polluted water bodies in Trincomalee district of Sri Lanka. Malar J. 2013; 12:1.

43.Faulde M, Rueda L, Khaireh B. First record of the Asian malaria vector *Anopheles stephensi* and its possible role in the resurgence of malaria in Djibouti, Horn of Africa. Acta Trop. 2014; 139:39-43.

44.Lobo N, St Laurent B, Sikaala C, Hamainza B, Chanda J, Chinula D, et al. Unexpected diversity of *Anopheles* species in Eastern Zambia: implications for evaluating vector behavior and interventions using molecular tools. Sci Rep. 2015; 5:17952.

45.Ramasamy R, Surendran S. Mosquito vectors developing in atypical anthropogenic habitats: global overview of recent observations, mechanisms and impact on disease transmission. J Vector Borne Dis. 2016; 53:91.

46. Stevenson J, Norris D. Implicating cryptic and novel anophelines as malaria vectors in Africa. Insects. 2016; 8:1.

47. Christophides G. Transgenic mosquitoes and malaria transmission. Cell Microbiol. 2005; 7:325-333.

48. Gamage-Mendis A, Rajakaruna J, Carter R, Mendis K. Infectious reservoir of *Plasmodium vivax* and *Plasmodium falciparum* malaria in an endemic region of Sri Lanka. Am J Trop Med Hyg. 1991; 45:479-487.

49. Koepfli C, Robinson L, Rarau P, Salib M, Sambale N, Wampfler R, et al. Blood-Stage parasitaemia and age determine *Plasmodium falciparum* and *P. vivax* gametocytaemia in Papua New Guinea. PLoS One. 2015; 10(5):e0126747.

50. Moreira C, Abo-Shehada M, Price R, Drakeley C. A systematic review of sub-microscopic *Plasmodium vivax* infection. Malar J. 2015; 14:360.

51. Imwong M, Stepniewska K, Tripura R, Peto T, Lwin K, Vihokhern B, et al. Numerical Distributions of Parasite Densities During Asymptomatic Malaria. J Infect Dis. 2016; 213(8):1322-1329.

52. Chen I, Clarke S, Gosling R, Hamainza B, Killeen G, Magill A, et al. "Asymptomatic" malaria: a chronic and debilitating infection that should be treated. PLoS Med. 2016; 13:e1001942.

53. Neafsey D, Galinsky K, Jiang R, Young L, Sykes S, Saif S, et al. The malaria parasite *Plasmodium vivax* exhibits greater genetic diversity than Plasmodium falciparum. Nat Genet. 2012; 44:1046-1050.

54. Lover A, Coker R. Quantifying effect of geographic location on epidemiology of *Plasmodium vivax* malaria. Emerg Infect Dis. 2013; 19:1058-1065.

55.Gunawardena S, Ferreira M, Kapilananda G, Wirth D, Karunaweera N. The Sri Lankan paradox: high genetic diversity in *Plasmodium vivax* populations despite decreasing levels of malaria transmission. Parasitology. 2014; 141:880-890.

56.Rosanas-Urgell A, Lin E, Manning L, Rarau P, Laman M, Senn N, et al. Reduced risk of *Plasmodium vivax* malaria in Papua New Guinean children with Southeast Asian ovalocytosis in two cohorts and a case-control study. PLoS Med. 2012; 9(9):e1001305.

57.Luo Z, Sullivan S, Carlton J. The biology of *Plasmodium vivax* explored through genomics. Ann N Y Acad Sci. 2015; 1342:53-61.

58.Ntumngia F, Thomson-Luque R, Torres L de M, Gunalan K, Carvalho L, Adams J. A novel erythrocyte binding protein of *Plasmodium vivax* suggests an alternate invasión pathway into Duffy-positive reticulocytes. MBio. 2016; 7: e01261-e01216.

59.Bruce-Chwatt L. Transfusion malaria. Bull Wid Hlth Org. 1974; 50:337-346.

60.Ockenhouse C, Ho M, Tandon N, Van Seventer G, Shaw S, White N, et al. Molecular basis of sequestration in severe and uncomplicated *Plasmodium falciparum* malaria: differential adhesion of infected erythrocytes to CD36 and ICAM-1. J Infect Dis. 1991; 164:163-169.

61.Snow R, Marsh K. New insights into the epidemiology of malaria relevant for disease control. Br Med Bull. 1998; 54:293-309.

62.Baruch D. Adhesive receptors on malaria-parasitized red cells. Baillieres Best Pract Res Clin Haematol. 1999; 12:747-761.

63.Beeson J, Brown G, Molyneux M, Mhango C, Dzinjalamala F, Rogerson S. *Plasmodium falciparum* isolates from infected pregnant women and children are associated with distinct adhesive and antigenic properties. J Infect Dis. 1999; 180:464-472.

64. Beeson J, Reeder J, Rogerson S, Brown G. Parasite adhesion and immune evasion in placental malaria. Trends Parasitol. 2001; 17:331-337.

65. Van Geertruyden J, Thomas F, Erhart A, D'Alessandro U. The contribution of malaria in pregnancy to perinatal mortality. Am J Trop Med Hyg. 2004; 71(Suppl. 2):35-40.

66. Milner D Jr. Malaria pathogenesis. Cold Spring Harb Perspect Med. 2018; 8(1):a025569.

67. Collins W, Jeffery G. *Plasmodium malariae*: Parasite and disease. Clin Microbiol Rev. 2007; 20:579-592.

68. Das B. Renal failure in malaria. J Vector Borne Dis. 2008; 45:83-97.

69. Oguike M, Betson M, Burke M, Nolder D, Stothard J, Kleinschmidt I, et al. *Plasmodium ovale curtisi* and *Plasmodium ovale wallikeri* circulate simultaneously in African communities. Int J Parasitol. 2011; 41:677-683.

70. Lim C, Hansen E, DeSimone T, Moreno Y, Junker K, Bei A, et al. Expansion of host cellular niche can drive adaptation of a zoonotic malaria parasite to humans. Nat Commun. 2013; 4:1638.

71. Smith J, Rowe J, Higgins M, Lavstsen T. Malaria's deadly grip: Cytoadhesion of *Plasmodium falciparum*–infected erythrocytes. Cell Microbiol. 2013; 15:1976-1983.

72. Anstey N, Douglas N, Poespoprodjo J, Price R. *Plasmodium vivax*: Clinical spectrum, risk factors and pathogenesis. Adv Parasitol. 2012; 80:151-201.

73.Costa F, Lopes S, Albrecht L, Ataide R, Siqueira A, Souza R, et al. On the pathogenesis of *Plasmodium vivax* malaria: Perspectives from the Brazilian field. Int J Parasitol. 2012; 42:1099-1105.

74.Menezes R, Pant S, Kharoshah M, Senthilkumaran S, Arun M, Nagesh K, et al. Autopsy discoveries of death from malaria. Legal Med. 2012; 14:111-115.

75.Rajahram G, Barber B, William T, Menon J, Anstey N, Yeo T. Deaths due to *Plasmodium knowlesi* malaria in Sabah, Malaysia: Association with reporting as *Plasmodium malariae* and delayed parenteral artesunate. Malaria J. 2012; 11:284.

76.Antinori S, Galimberti L, Milazzo L, Corbellino M. *Plasmodium knowlesi*: The emerging zoonotic malaria parasite. Acta Tropica. 2013; 125:191-201.

77.Taylor W, Hanson J, Turner G, White N, Dondorp A. Respiratory manifestations of malaria. Chest. 2012; 142:492-505.

78.Dorovini-Zis K, Schmidt K, Huynh H, Fu W, Whitten R, Milner D. The neuropathology of fatal cerebral malaria in Malawian children. Am J Pathol. 2011; 178:2146-2158.

79.Seydel K, Kampondeni S, Valim C, Potchen M, Milner D, Muwalo F, et al. Brain swelling and death in children with cerebral malaria. N Engl J Med. 2015; 372:1126-1137.

80.Planche T, Krishna S. Severe malaria: Metabolic complications. Curr Mol Med. 2006; 6:141-153.

81.Perkins D, Were T, Davenport G, Kempaiah P, Hittner J, Ong'echa J. Severe malarial anemia: Innate immunity and pathogenesis. Int J Biol Sci. 2011; 7:1427-1442.

82. Bell D, Wongsrichanalai C, Barnwell J. Ensuring quality and access for malaria diagnosis: how can it be achieved? Nat Rev Microbiol. 2006; 4:682-695.

83. Baird J. Neglect of *Plasmodium vivax* malaria. Trends Parasitol. 2007; 23:533-539.

84. Blasco B, Leroy D, Fidock D. Antimalarial drug resistance: linking *Plasmodium falciparum* parasite biology to the clinic. Nat Med. 2007; 23:917-928.

85. Wells T, Hooft van Huijsduijnen R, Van Voorhis W. Malaria medicines: A glass half full? Nat Rev Drug Discov. 2015; 14:424-442.

86. Gorobets N, Sedash Y, Singh B, Poonam, Rathi B. An overview of currently available antimalarials. Curr Top Med Chem. 2017; 17:2143-2157.

87. Phillips M, Burrows J, Manyando C, van Huijsduijnen R, Van Voorhis W, Wells T. Malaria. Nat Rev Dis Primers. 2017; 3:17050.

88. Thriemer K, Ley B, Bobogare A, Dysoley L, Alam M, Pasaribu A, et al. Challenges for achieving safe and effective radical cure of *Plasmodium vivax*: a round table discussion of the APMEN Vivax Working Group. Malar J. 2017; 16:141.

89. Su X, Lane K, Xia L, Sá J, Wellems T. *Plasmodium* genomics and genetics: New insights into malaria pathogenesis, drug resistance, epidemiology, and evolution. Clin Microbiol Rev. 2019; 32(4):e00019-19.

90. Mueller I, Zimmerman P, Reeder J. *Plasmodium malariae* and *Plasmodium ovale*—the "bashful" malaria parasites. Trends Parasitol. 2007; 23:278-283.

91. Douglas N, Anstey N, Angus B, Nosten F, Price R. Artemisinin combination therapy for vivax malaria. Lancet Infect Dis. 2010; 10:405-416.

92. William T, Menon J, Rajahram G, Chan L, Ma G, Donaldson S, et al. Severe *Plasmodium knowlesi* malaria in a tertiary care hospital, Sabah, Malaysia. Emerg Infect Dis. 2011; 17:1248.

93. John G, Douglas N, von Seidlein L, Nosten F, Baird J, White N, et al. Primaquine radical cure of *Plasmodium vivax*: a critical review of the literature. Malar J. 2012; 11:280.

94. Howes R, Dewi M, Piel F, Monteiro W, Battle K, Messina J, et al. Spatial distribution of G6PD deficiency variants across malaria-endemic regions. Malar J. 2013; 12:418.

95. Newby G, Hwang J, Koita K, Chen I, Greenwood B, von Seidlein L, et al. Review of mass drug administration for malaria and its operational challenges. Am J Trop Med Hyg. 2015; 93(1):125-134.

96. Douglas N, Poespoprodjo J, Patriani D, Malloy M, Kenangalem E, Sugiarto P. Unsupervised primaquine for the treatment of *Plasmodium vivax* malaria relapses in southern Papua: a hospital-based cohort study. PLoS Med. 2017; 14:e1002379.

97. Bastidas G, Pérez H, Vizzi E. Glucosa 6 fosfato deshidrogenasa: características bioquímicas y moleculares. Prevalencia de la deficiencia. Archivos de Medicina (Manizales). 2015; 15(1):138-150.

98. Vizzi E, Bastidas G, Hidalgo M, Colman L, Pérez H. Prevalence and molecular characterization of G6PD deficiency in two *Plasmodium vivax* endemic areas in Venezuela: predominance of the African A-202A/376G variant. Malarial J. 2016: 15(19):2-9.

99. Bastidas G, Hidalgo M, Colman L, Peña M, Quintero M, Pérez H. Glucosa 6 fosfato deshidrogenasa en Indígenas Piaroas en zona endémica de malaria. Duazary. 2017; 14(1):54-60.

100. Bastidas G. Malaria by *Plasmodium vivax* and Deficiency of Glucose-6- phosphate Dehydrogenase: The Venezuela Case. Annals of Malaria Research. 2018; 1(1):1001.

101. Lover A, Baird J, Gosling R, Price R. Malaria elimination: Time to target all species. Am J Trop Med Hyg. 2018; 99(1):17-23.

102. Bastidas G, Bastidas D, Bastidas-Delgado G. The Control of Tropical Diseases is the Health Goal to Achieve. Science Journal of Public Health. 2019; 7(5):163-166.

103. Bastidas G, Bastidas D, Bastidas-Delgado G, Rosales M. Glucose-6-Phosphate Dehydrogenase Deficiency a Balanced Polymorphism between Resistance to Malaria Infection and Hematological Abnormalities. SunText Rev Biotechnol. 2020; 1(2):108.

104. Bastidas G, Bastidas D. COVID-19 y deficiencia de G6PD en zonas endémicas de malaria por *Plasmodium vivax* en Venezuela. Revista Salutem Scientia Spiritus. 2021; 7(4):108-110.

105. Fichera M, Roos D. A plastid organelle as a drug target in apicomplexan parasites. Nature. 1997; 390:407-409.

106. Jomaa H, Wiesner J, Sanderbrand S, Altincicek B, Weidemeyer C, Hintz M, et al. Inhibitors of the nonmevalonate pathway of isoprenoid biosynthesis as antimalarial drugs. Science. 1999; 285:1573-1576.

107.   Waller R, Reed M, Cowman A, McFadden G. Protein trafficking to the plastid of *Plasmodium falciparum* is via the secretory pathway. EMBO J. 2000; 19:1974-1802.

108.   He C, Striepen B, Pletcher C, Murray J, Roos D. Targeting and processing of nuclear-encoded apicoplast proteins in plastid segregation mutants of *Toxoplasma gondii*. J Biol Chem. 2001; 276:28436-28442.

109.   Surolia N, Surolia A. Triclosan offers protection against blood stages of malaria by inhibiting enoyl-ACP reductase of *Plasmodium falciparum*. Nature Med. 2001; 7:167-173.

110.   Gardner M, Hall N, Fung E, White O, Berriman M, Hyman R, et al. Genome sequence of the human malaria parasite *Plasmodium falciparum*. Nature. 2002; 419:498-511.

111.   Sato S, Wilson R. The genome of *Plasmodium falciparum* encodes an active delta-aminolevulinic acid dehydratase. Curr Genet. 2002; 40:391-398.

112.   Bozdech Z, Llinas M, Pulliam B, Wong E, Zhu J, DeRisis J. The transcriptome of the intraerythrocytic developmental cycle of *Plasmodium falciparum*. PLoS Biology. 2003; 1: E5.

113.   Gornicki P. Apicoplast fatty acid biosynthesis as a target for medical intervention in apicomplexan parasites Int J Parasitol. 2003; 33:885-896.

114.   Tilley L, McFadden G, Cowman A, Klonis N. Illuminating *Plasmodium falciparum*-infected red blood cells. Trends Parasitol. 2007; 23(6):268-277.

115.   Wiesner J, Jomaa H. Isoprenoid biosynthesis of the apicoplast as drug target. Curr Drug Targets. 2007; 8:3-13.

116.   Florens L, Washburn M, Raine J, Anthony R, Grainger M, Haynes J, et al. A proteomic view of the *Plasmodium falciparum* life cycle. Nature. 2002; 419:520-526.

117.   Lasonder E, Ishihama Y, Andersen J, Vermunt A, Pain A, Sauerwein R, et al. Analysis of the *Plasmodium falciparum* proteome by high-accuracy mass spectrometry. Nature. 2002; 419:537-542.

118.   Mueller I, Galinski M, Baird J, Carlton J, Kochar D, Alonso P, et al. Key gaps in the knowledge of *Plasmodium vivax*, a neglected human malaria parasite. Lancet Infect Dis. 2009; 9:555-566.

119.   Barber B, William T, Grigg M, Menon J, Auburn S, Marfurt J, et al. A prospective comparative study of *knowlesi*, *falciparum*, and *vivax* malaria in Sabah, Malaysia: high proportion with severe disease from *Plasmodium knowlesi* and *Plasmodium vivax* but no mortality with early referral and artesunate therapy. Clin Infect Dis. 2013; 56:383-397.

120.   Howes R, Battle K, Mendis K, Smith D, Cibulskis R, Baird J, et al. Global epidemiology of *Plasmodium vivax*. Am J Trop Med Hyg. 2016; 95 (6 Suppl):15-34.

121.   Pampana E. Unexpected cost increases of malaria eradication programmes. Geneva, Switzerland: World Health Organization. 1958. Disponible en: http://www.who.int/iris/handle/10665/64589.

122.   Roucher C, Rogier C, Sokhna C, Tall A, Trape J. A 20-year longitudinal study of *Plasmodium ovale* and *Plasmodium malariae* prevalence and morbidity in a West African population. PLoS One. 2014; 9: e87169.

123.   Tanner M, Greenwood B, Whitty C, Ansah E, Price R, Dondorp A, et al. Malaria eradication and elimination: views on how to translate a vision into reality. BMC Med. 2015; 13:167.

124.   Bruce-Chwatt L. Malaria research for malaria eradication. Trans R Soc Trop Med Hyg. 1965; 59:105-144.

125.   Arita I, Jezek Z, Khodakevich L, Ruti K, 1985. Human monkeypox: a newly emerged orthopoxvirus zoonosis in the tropical rain forests of Africa. Am J Trop Med Hyg. 1985; 34:781-789.

126.   Sattabongkot J, Tsuboi T, Zollner G, Sirichaisinthop J, Cui L. *Plasmodium vivax* transmission: Chances for control? Trends Parasitol. 2004; 20:192-198.

127.   Price R, Douglas N, Anstey N. New developments in *Plasmodium vivax* malaria: severe disease and the rise of chloroquine resistance. Curr Opin Infect Dis. 2009; 22: 430-435.

128.   Camargo-Ayala P, Cubides J, Niño C, Camargo M, Rodríguez-Celis C, Quiñones T, et al. High *Plasmodium malariae* prevalence in an endemic area of the Colombian Amazon region. PLoS One. 2016; 11:e0159968.

129.   Leoni S, Buonfrate D, Angheben A, Gobbi F, Bisoffi Z. The hyper-reactive malarial splenomegaly: a systematic review of the literature. Malar J, 2015; 14:185.

130.   Sutherland C. Persistent parasitism: the adaptive biology of malariae and ovale malaria. Trends Parasitol. 2016; 32:808-819.

131.   Ross R. The prevention of malaria, 2nd ed. London, John Murray, 1911.

132.   Woolsey G. Transfusion for pernicious anaemia: two cases. Annals of surgery. 1911; 53:132-134.

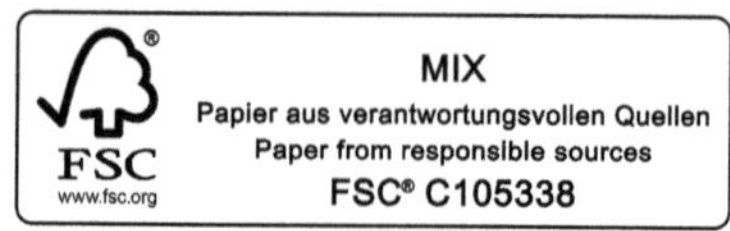

Printed by Books on Demand GmbH, Norderstedt / Germany